Schlanke Skyr Rezepte zum Backen

Gesund, leicht und lecker abnehmen mit Brot und
Kuchen! Inkl. Punkten und Nährwertangaben

Helga Seidel

Inhaltsverzeichnis

Brot und Brötchen

Weizenbrot

24 Portionen

Nährwerte pro Portion: 87 kcal, 15 g KH, 4 g EW, 1 g FE
Punkte pro Portion: 2

Zutaten:

- 250 g Skyr
- 150 g Weizenmehl, griffiges
- 150 g Weizenmehl, glattes
- 200 g Weizenvollkornmehl
- 200 ml Wasser, heiß
- 1 Päckchen Trockenhefe
- 1 EL Salz
- 1 TL Zucker
- Sonnenblumenöl
- Sesam

Zubereitung:

1. Skyr mit Wasser glattrühren und den Zucker und die Hefe untermischen. Quellen lassen.
2. Die Mehlsorten miteinander vermischen und in der Mitte eine Vertiefung formen. Das Salz auf dem Mehl verteilen und das Hefegemisch in die Mulde geben.
3. Mit den Händen zu einem glatten Teig verkneten (ca. 5 Minuten). Den Teig in eine Schüssel geben, mit einem Tuch bedecken und für 1 Stunde gehen lassen.
4. Den Teig durchkneten, zurück in die Schüssel geben und für eine weitere Stunde ruhen lassen.
5. Nun den Teig nochmals kurz durchkneten und in eine Brotbackform füllen. Die Oberseite des Brotes mit etwas Öl einstreichen und den Teig erneut für 30 Minuten gehen lassen.
6. Den Teig mit dem Sesam bestreuen und das Brot für 50 Minuten bei 190 °C backen.

Chia-Brötchen

10 Portionen

Nährwerte pro Portion: 135 kcal, 20 g KH, 8 g EW, 2 g FE
Punkte pro Portion: 3

Zutaten:

+ 180 g Dinkelmehl, Type 1050
+ 100 g Dinkelvollkornmehl
+ 300 g Skyr
+ 20 g Chiasamen
+ 2 Eier
+ 1 TL Backpulver
+ Salz

Zubereitung:

1. Den Backofen auf 180 °C vorheizen und ein Backblech mit Backpapier auslegen.
2. Die Chiasamen zusammen mit den beiden Mehlsorten und dem Backpulver in einer Schüssel vermengen.
3. Skyr und Eier zu den trockenen Zutaten in die Schüssel geben und alles gut verkneten.
4. Aus dem Teig 10 Brötchen formen und diese auf das Backblech legen. Am besten gelingt dies mit angefeuchteten Händen.
5. Die Brötchen mit einem Messer einritzen.
6. Fertig sollten die Brötchen nach 25 Minuten Backzeit sein.

Quarkhörnchen

16 Portionen

Nährwerte pro Portion: 164 kcal, 27 g KH, 5 g EW, 3 g FE
Punkt pro Portion: 5

Zutaten:

- 450 g Mehl
- 120 ml Milch, 1,5 %, lauwarm
- 50 g Zucker
- 50 g Speisestärke
- 250 g Skyr
- 50 g Butter

- 1 Eiweiß
- ½ Würfel Hefe
- 1 Eigelb
- 1 EL Milch, 1,5 %
- ½ TL Salz

Zubereitung:

1. Die Hefe zusammen mit dem Zucker in die lauwarme Milch geben und verrühren, bis sich beides aufgelöst hat.
2. Mehl, Salz, Speisestärke, Eiweiß, Skyr und Butter hinzugeben und mit dem Handrührgerät zu einem homogenen Teig verkneten.
3. Den Teig halbieren und jeden Teigling rund ausrollen. Der Kreis sollte einen Durchmesser von 30 cm haben.
4. Die Kreise wie eine Torte in acht Stücke schneiden und von der breiten Seite bis zur Spitze hin aufrollen. So entsteht das typische Hörnchen-Muster.
5. Die Hörnchen auf ein mit Backpapier ausgelegtes Backblech legen und für 30 Minuten im Backofen bei 40 °C gehen lassen.
6. Währenddessen 1 EL Milch mit dem Eigelb verrühren und diese Mischung nach Ende der Gehzeit auf die Hörnchen streichen.
7. Bei 165 °C werden die Quarkhörnchen für 18 Minuten gebacken. Dann sollten sie fertig sein.
8. Wer mag, kann die Hörnchen auch nach Belieben z.B. mit Marmelade, Nussnougatcreme oder ähnlichem füllen.

Apfelbrötchen

8 Portionen

Nährwerte pro Portion: 93 kcal, 14 g KH, 5 g EW, 1 g FE
Punkte pro Portion: 2

Zutaten:

* 200 g Skyr
* 110 g Vollkornmehl
* 20 g Haferflocken
* ½ Päckchen Backpulver
* 1 Apfel
* 1 Ei
* 1 ½ TL Honig
* 1 Prise Salz
* 1 TL Zitronenschalen

Zubereitung:

1. Den Backofen auf 180 °C vorheizen und ein Backblech mit Backpapier auslegen.
2. Skyr zusammen mit Honig, Ei, Zitronenschalen und Salz in eine Schüssel geben und vermischen.
3. Haferflocken hinzugeben und unterrühren.
4. Nun Mehl und Backpulver in die Schüssel geben und alles gut zu einem homogenen Teig verkneten.
5. Jetzt noch den Apfel schälen, entkernen und in Stücke schneiden. Diese Apfelstückchen unter den Teig heben.
6. Mit zwei Esslöffeln aus der Teigmasse acht Brötchen formen und auf das Backblech setzen.
7. Die Brötchen für 25 Minuten backen.

Dinkelbrot

24 Portionen

Nährwerte pro Portion: 53 kcal, 8 g KH, 3 g EW, 1 g FE
Punkt pro Portion: 1

Zutaten:

+ 250 g Skyr
+ 250 g Dinkelmehl
+ 1 Ei
+ 1 Päckchen Backpulver
+ Salz
+ Körner nach Belieben

Zubereitung:

1. Zunächst den Backofen auf 180 °C vorheizen.
2. Nun die trockenen Zutaten in eine Schüssel geben und mit Skyr und Ei verkneten.
3. Den Teig zu einem Laib formen und auf ein mit Backpapier ausgelegtes Rost legen.
4. Die Oberfläche des Brotes mit Wasser einstreichen und evtl. mit Körnern bestreuen.
5. Das Brot für 40 Minuten knusprig backen. Dabei ein Schälchen mit Wasser in den Ofen stellen, so wird die Kruste noch knuspriger.
6. Bevor das Brot angeschnitten wird, sollte es ausgekühlt sein.

Roggen-Vollkorn-Brot

24 Portionen

Nährwerte pro Portion: 167 kcal, 27 g KH, 7 g EW, 3 g FE
Punkte pro Portion: 5

Zutaten:

- 100 g Roggenvollkornmehl
- 50 g Anstellgut
- 100 g Wasser
- 400 g Dinkelvollkornmehl
- 500 g Weizenvollkornmehl
- 25 g Goldleinsamen
- 25 g Leinsamen
- 300 g Skyr
- 500 g Wasser
- 14 g Frischhefe
- 18 g Salz
- 3 EL ÖL

Zubereitung:

1. Anstellgut, Roggenvollkornmehl und Wasser in eine Schüssel geben und verrühren. Anschließend den Sauerteig zugedeckt über Nacht ruhen lassen.
2. Am nächsten Tag 50 g des Sauerteiges abwiegen und für das nächste Brot zur Seite stellen.
3. Den restlichen Sauerteig zusammen mit Dinkel- und Weizenvollkornmehl, Samen, Skyr, Wasser, Hefe, Salz und Öl zu einem Teig verkneten und diesen zugedeckt für 15 Minuten ruhen lassen.
4. Anschließend den Teig in zwei Stränge teilen.
5. Zwei Kastenformen einfetten und die Stränge hineinlegen. Nochmals für 3 Stunden ruhen lassen.
6. Die Brote mit einem Messer mehrfach schräg einschneiden und bei 230 °C auf mittlerer Schiene für 15 Minuten vorbacken.
7. Anschließend die Temperatur auf 200 °C verringern und beide Brote weitere 30-40 Minuten backen.
8. Vor dem Verzehr die Brote auskühlen lassen.

Nussbrötchen

6 Portionen

Nährwerte pro Portion: 389 kcal, 29 g KH, 15 g EW, 23 g FE
Punkte pro Portion: 10

Zutaten:

* 250 g Skyr
* 150 g Walnüsse, gemahlen
* 100 g Quinoa, gekocht
* 150 g Haferflocken
* 1 Ei
* 2 EL Öl
* 1 Prise Salz
* 1 TL Natron

Zubereitung:

1. Skyr, Ei, Salz und Öl in eine Schüssel geben und cremig rühren.
2. Quinoa, Walnüsse, Haferflocken und Natron hinzugeben und alles gut miteinander verkneten.
3. Ein Backblech mit Backpapier auslegen und 6 Brötchen aus der Masse formen. Diese auf das Blech setzen und die Brötchen bei 180 °C für 30 Minuten backen.

Roggen-Paranuss-Brot

24 Portionen

Nährwerte pro Portion: 168 kcal, 26 g KH, 6 g EW, 4 g FE
Punkte pro Portion: 5

Zutaten:

- 120 g Roggenvollkornmehl
- 120 g Wasser
- 50 g Anstellgut
- 450 g Weizenvollkornmehl
- 350 g Wasser
- 200 g Einkornvollkornmehl
- 200 g Dinkelvollkornmehl
- 100 g Skyr
- 60 g Goldleinsamen
- 30 g Paranüsse, gehackt
- 18 g Salz
- 15 g Frischhefe
- 3 EL Öl
- 1 EL Brotgewürz

Zubereitung:

1. Aus Roggenvollkornmehl, Wasser und Anstellgut einen Sauerteig herstellen und diesen über Nacht zugedeckt ziehen lassen.
2. 50 g des Sauerteiges am nächsten Tag für weitere Brote zur Seite stellen und den restlichen Teig mit den übrigen Zutaten verkneten, bis ein homogener Teig entstanden ist. Den Teig zu einem Laib formen, in ein bemehltes Garkörbchen legen und zugedeckt für 3 Stunden gehen lassen.
3. Nun den Backofen auf 250 °C vorheizen und das Brot auf ein Backblech legen. Mit einem Messer mehrfach schräg einschneiden.
4. Zunächst das Brot für 10 Minuten backen, die Temperatur auf 200 °C verringern und für weitere 50 Minuten fertig backen.

Skyrkruste

Nährwerte pro Portion: 119 kcal, 23 g KH, 5 g EW, 1 g FE
Punkte pro Portion: 3

Zutaten:

+ 350 g Dinkelmehl, Type 1050
+ 150 g Roggenmehl, Type 1150
+ 100 g Skyr
+ 240 ml Wasser, lauwarm
+ 10 g Hefe
+ 2 EL Apfelessig
+ 2 TL Salz
+ 1 TL Honig
+ 1 TL Backmalz

Zubereitung:

1. Das Wasser in eine Schüssel gebe und die Hefe darin auflösen.
2. Mehl, Honig, Skyr, Salz, Backmalz und Apfelessig hinzugeben und mit dem Handrührgerät zu einem homogenen Teig verkneten.
3. Diesen Teig mit einem Geschirrtuch abdecken und für 1 ½ Stunden an einem warmen Ort gehen lassen.
4. Den Teig auf einer bemehlten Arbeitsfläche zu einem Brotlaib formen und in einen Römertopf, eine Back- oder Auflaufform legen, nachdem die Form eingefettet wurde.
5. Den Brotlaib mit etwas Mehl bestäuben und mehrfach mit einem Messer einritzen.
6. Nun den Deckel auf die Form legen und das Brot für 50–60 Minuten bei 240 °C backen. Sollte das Brot zu dunkel werden, die Wärmezufuhr auf 150 °C verringern.

Kirsch-Hefezopf

12 Portionen

Nährwerte pro Portion: 253 kcal, 38 g KH, 8 g EW, 7 g FE
Punkte pro Portion: 8

Zutaten:

- 300 g Weizenvollkornmehl
- 250 ml Mandelmilch
- 200 g Weizenmehl
- 70 g Butter, weich
- 60 g Kokosblütenzucker
- 1 Würfel frische Hefe
- 1 Ei
- 1 Prise Salz
- ½ TL Vanillepulver
- 300 g Skyr, Nordische Kirsche
- 150 g Kirschen
- 25 g Zucker
- 1 EL Vanillepuddingpulver
- 1 Eigelb
- etwas Mandelmilch

Zubereitung:

1. Beide Mehlsorten zusammen mit Vanillepulver und Salz vermischen.
2. Die Mandelmilch in einen Topf geben und erwärmen, bis sie lauwarm ist. Den Zucker in die Milch rühren und die Hefe hinein bröseln.
3. Die Mehl-Mischung zusammen mit der Milch-Mischung und dem Ei in eine Schüssel geben und für 10 Minuten verkneten. Die Butter nach einer Minute nach und nach hineingeben und mitmischen.
4. Den Teig zu einer Kugel formen und diese in eine eingeölte Schüssel geben. Abdecken und für 1–2 Stunden an einem warmen Ort gehen lassen.
5. In der Zwischenzeit Skyr zusammen mit Vanillepulver und Zucker vermischen. Die Kirschen entsteinen und untermischen. In den Kühlschrank stellen.
6. Das Eigelb mit der Milch mischen und ebenfalls kaltstellen.
7. Den Backofen nun auf 175° C vorheizen.
8. Nach Ende der Gehzeit den Teig nochmal durchkneten und auf einer bemehlten Arbeitsfläche zu einem Rechteck ausrollen.
9. Die Skyr-Mischung auf dem Teig verteilen. Die Ränder dabei ca. 2 cm frei lassen. Den Teig der Länge nach aufrollen und halbieren. Die beiden Teigstränge vorsichtig zu einem Zopf drehen und auf ein mit Backpapier ausgelegtes Blech legen.
10. Den Zopf mit der Milch-Mischung einstreichen und für 35 Minuten backen.

Vanille-Brötchen

12 Portionen

Nährwerte pro Portion: 145 kcal, 26 g KH, 6 g EW, 1 g FE
Punkte pro Portion: 5

Zutaten:

* 350 g Skyr, Vanille
* 350 g Mehl
* 40 g Zucker
* 1 Ei
* 3 TL Backpulver
* 1 Päckchen Vanillezucker
* 1 Prise Salz
* Mehl

Zubereitung:

1. Den Backofen auf 200 °C vorheizen und ein Backblech mit Backpapier auslegen.
2. Den Skyr zusammen mit dem Ei cremig rühren.
3. Mehl, Zucker, Backpulver und Salz unterrühren und zu einem homogenen Teig verarbeiten.
4. Den Teig zu 12 Brötchen formen und auf das Backblech setzen.
5. Die Brötchen für 20–25 Minuten im Ofen backen.

Schoko-Lakritz-Brötchen

6 Portionen

Nährwerte pro Portion: 161 kcal, 20 g KH, 9 g EW, 5 g FE
Punkte pro Portion: 5

Zutaten:

- 250 g Skyr, Vanille
- 80 g Haferkleie-Flocken
- 60 g Erythrit
- 40 g Lakritz-Schokolade
- 40 g Vollkornmehl
- 2 Eier
- 1 EL Pflanzenöl
- 2 TL Backpulver

Zubereitung:

1. Zunächst den Backofen auf 180 °C vorheizen und ein Backblech mit Backpapier auslegen.
2. Nun die Schokolade zerhacken und zusammen mit den restlichen Zutaten in einer Schüssel verkneten.
3. Aus dem Teig 6 Brötchen formen und auf das Backblech setzen. Die Brötchen mit einem Messer einschneiden und für 40 Minuten backen.

Fladenbrot

4 Portionen

Nährwerte pro Portion: 95 kcal, 6 g KH, 7 g EW, 4 g FE
Punkt pro Portion: 1

Zutaten:

+ 150 g Skyr
+ 3 EL Haferflocken
+ 1 Ei
+ 2 EL Leinsamen
+ 1 Prise Salz

Zubereitung:

1. Den Backofen auf 180 °C vorheizen und ein Backblech mit Backpapier auslegen.
2. Anschließend Skyr zusammen mit Leinsamen, Haferflocken, Ei und Salz vermischen.
3. Mit einem Esslöffel 4 Teiglinge auf das Backblech setzen und für 20 Minuten backen.

Krustenbrot

24 Portionen

Nährwerte pro Portion: 82 kcal, 4 g KH, 7 g EW, 4 g FE
Punkte pro Portion: 2

Zutaten:

+ 250 g Skyr
+ 125 g Haferkleie
+ 150 ml Mineralwasser
+ 65 g Goldleinsamen
+ 65 g Eiweißpulver
+ 50 g Kürbiskerne
+ 35 g Traubenkernmehl
+ 25 ml Olivenöl
+ 4 Eier
+ 3 TL Backpulver
+ 1 EL Kartoffelfasern
+ 1 ½ TL Salz

Zubereitung:

1. Alle Zutaten in eine Schüssel geben und verkneten. Für ein paar Minuten quellen lassen.
2. Den Teig anschließend zu einem Brotlaib formen und auf ein mit Backpapier ausgelegtes Backblech legen.
3. Den Brotlaib mehrfach mit einem Messer schräg einschneiden und mit ein paar Kartoffelfasern bestreuen.
4. Das Brot für 55–60 Minuten backen.

Herzhafte Speisen

Floh-Pizza

6 Portionen

Nährwerte pro Portion: 80 kcal, 8 g KH, 5 g EW, 3 g FE
Punkte pro Portion: 2

Zutaten:

- 120 g Skyr
- 50 g Mehl
- 50 ml Wasser, lauwarm
- 20 g Flohsamenschalen
- 2 Eier
- 2 TL Öl
- 1 TL Oregano
- 1 TL Backpulver
- 1 TL Salz
- Belag nach Wahl

Zubereitung:

1. Zunächst den Backofen auf 200 °C vorheizen und ein Backblech mit Backpapier auslegen.
2. Alle Zutaten, bis auf die Flohsamenschalen in eine Schüssel geben und gut miteinander verkneten.
3. Anschließend die Flohsamenschalen unterrühren. Dies muss schnell geschehen, da die Flohsamenschalen sofort anfangen zu quellen.
4. Den fertigen Teig auf das Backblech geben und für 10 Minuten ruhen lassen.
5. Nun den Teig zunächst für 10 Minuten vorbacken.
6. Nach Ende der Backzeit den Teig aus dem Ofen nehmen und nach Geschmack belegen.
7. Die Pizza anschließend nochmals für 25 Minuten backen.

Hackfleischtorte

12 Portionen

Nährwerte pro Portion: 247 kcal, 7 g KH, 17 g EW, 16 g FE
Punkte pro Portion: 9

Zutaten:

- 500 g Rinderhackfleisch
- 1 Paket Pizzateig
- 200 g Skyr
- 100 g Emmentaler, gerieben
- 200 g Feta
- 2 Zwiebeln
- 1 Zucchini

- 2 EL Ajvar
- 1 EL Petersilie, gehackt
- Chili
- Salz und Pfeffer
- Fett für die Form
- 1 Paprika, rot

Zubereitung:

1. Den Pizzateig aus der Verpackung nehmen und halbieren. Die Hälfte des Teiges auf den eingefetteten Boden einer Springform geben und die zweite Hälfte in Streifen schneiden. Diese am Rand der Form verteilen.
2. Nun die Zwiebeln schälen, halbieren und hacken. Das Hackfleisch in eine Pfanne geben und mit den Zwiebeln zusammen anbraten. Mit Salz, Pfeffer, Ajvar und Chili würzen.
3. Zucchini und Paprika waschen, die Paprika entkernen und beides in Würfel schneiden. Zum Hackfleisch geben und mitbraten.
4. Wenn alles durchgebraten ist, vom Herd nehmen und den Feta zerbröselt hineingeben und vermengen.
5. Nun Eier, Schmand und Emmentaler in eine Rührschüssel geben und vermischen. Diese Masse zum Hackfleisch geben und untermischen.
6. Die Hackfleischmasse in die Springform geben und für 30 Minuten bei 210 °C backen.

Brokkoli-Quiche

4 Portionen

Nährwerte pro Portion: 246 kcal, 8 g KH, 20 g EW, 14 g FE
Punkte pro Portion: 8

Zutaten:

- 1 Brokkoli
- 3 Frühlingszwiebeln
- 100 g Bergkäse
- 100 g gekochter Schinken
- 120 g Skyr
- 5 Blatt Filoteig
- 1 Knoblauchzehe

- 2 Eier
- 50 ml Milch, 1,5 %
- etwas Sonnenblumenöl
- 10 Salbeiblätter
- etwas Muskat
- Salz und Pfeffer

Zubereitung:

1. Den Backofen auf 180 °C vorheizen und eine 26 cm Springform mit Öl einpinseln.
2. Nun den Brokkoli in Röschen teilen und auf ein mit Backpapier ausgelegtem Backblech verteilen. Die Röschen im Backofen für 10 Minuten backen.
3. Ein Blatt des Filoteig in die Backform geben und auch diese mit etwas Öl einpinseln. Nach und nach die Filo Blätter einlegen und mit Öl einstreichen.
4. Den Brokkoli aus dem Ofen nehmen und die Springform für 5 Minuten hineingeben.
5. 2 Frühlingszwiebeln waschen und in Ringe schneiden. Den Knoblauch schälen und hacken. Den Salbei putzen und ebenfalls hacken.
6. Skyr zusammen mit Eiern, Pfeffer, Muskat, Salbei, Knoblauch, Milch und Salz vermengen und die Hälfte des Bergkäses unterrühren.
7. Den Schinken zu Röschen aufrollen und zusammen mit dem Brokkoli auf dem Teig verteilen. Mit der Skyr-Masse übergießen und mit dem restlichen Bergkäse bestreuen.
8. Die Quiche für 30 Minuten im Ofen backen und mit den Frühlingszwiebeln bestreut servieren.

Türkische Pizza

4 Portionen

Nährwerte pro Portion: 455 kcal, 32 g KH, 53 g EW, 11 g FE
Punkte pro Portion: 3

Zutaten:

- 320 g Skyr
- 90 g Weizenmehl
- 4 Eier
- Salz und Pfeffer
- 150 g Tatar
- 5–7 Cherrytomaten, in Würfeln
- 1 Knoblauchzehe, gehackt
- 1–2 EL Tomatenmark
- ¼ Paprika rot und grün, in Würfeln

- ¼ TL Kreuzkümmel
- ½ TL Paprikapulver
- 1–2 EL Petersilie
- Eisbergsalat
- Hähnchengyros aus 1–2 Hähnchenbrustfilets, gebraten
- 2 TL Backpulver
- ½ Zwiebel, gehackt

Zubereitung:

1. Den Backofen auf 180 °C vorheizen und zwei Backbleche mit Backpapier auslegen.
2. Skyr, Eier, Mehl, Backpulver, Salz und Pfeffer in eine Schüssel geben und gut vermengen. Den Teig halbieren und jeweils auf die beiden Bleche verteilen. Für 10 Minuten im Ofen vorbacken.
3. Währenddessen Tatar mit Knoblauch, Zwiebel, Tomatenmark, Tomatenwürfeln, Petersilie, Paprika und Kreuzkümmel vermischen und mit Salz und Pfeffer abschmecken.
4. Diese Masse auf dem Teig verteilen und bei 200 °C für 10 Minuten backen.
5. Die Pizza mit Hähnchengyros und Eisbergsalat belegen und aufgerollt servieren.

Lauch-Tarte

12 Portionen

Nährwerte pro Portion: 650 kcal, 58 g KH, 29 g EW, 32 g FE
Punkte pro Portion: 6

Zutaten:

+ 175 g Roggenmehl
+ 75 g Dinkelmehl
+ 275 g Skyr
+ 75 g Butter
+ 2 TL Meersalz
+ 5 Stangen Lauch
+ 4 Eier
+ 150 g Blauschimmel-Käse
+ 1 TL Thymian, gehackt
+ 1 Prise Pfeffer

Zubereitung:

1. Den Backofen auf 180 °C vorheizen.
2. 125 g Skyr, Mehl, Butter und Salz in eine Schüssel geben und zu einem Teig verkneten. Diesen Teig für ½ Stunden in den Kühlschrank stellen.
3. Den Teig anschließend in einer Tarte Form verteilen und den Rand gut andrücken. Für 20 Minuten backen.
4. Währenddessen den Lauch putzen und in Ringe schneiden. Diesen in einem Topf mit gesalzenem Wasser für 10 Minuten kochen. Anschließend abgießen und gut abtropfen lassen.
5. Den Käse zerkleinern und zusammen mit 150 g Skyr, Thymian, Salz und Pfeffer vermengen. Den Lauch unterrühren und auf dem Tarte Boden verteilen.
6. Die Tarte für 30 Minuten backen.

Gefüllte und überbackene Pfannkuchen

4 Portionen

Nährwerte pro Portion: 348 kcal, 62 g KH, 12 g EW, 5 g FE
Punkte pro Portion: 7

Zutaten:

- 250 ml Milch, 1,5 %
- 125 g Weizenmehl
- 100 g Skyr, Vanille
- 100 g Erythrit
- 1 EL Zucker
- 1 EL Honig
- 3 Eiweiß
- 1 Ei
- ½ TL Natron
- 1 Orange
- 1 Prise Meersalz
- 1 EL Butter, geschmolzen

Zubereitung:

1. Mehl und Erythrit zusammen mit dem Natron in eine Schüssel geben und vermischen. Milch und Ei hinzugeben und zu einem Teig verkneten. Die Butter einrühren und den Teig quellen lassen.
2. In der Zwischenzeit die Orange waschen und die Schale dünn abreiben. Anschließend halbieren und auspressen.
3. Skyr zusammen mit den Orangenschalen, Honig und 3 EL Orangensaft cremig rühren.
4. Eine Pfanne auf dem Herd bei mittlerer Wärmezufuhr erhitzen und den Teig darin nach und nach ausbacken.
5. Die fertigen Pfannkuchen mit der Skyr-Masse bestreichen und aufrollen.
6. Die Pfannkuchen-Röllchen in eine Auflaufform legen und mit dem restlichen Orangensaft übergießen.
7. Nun den Backofen auf 180 °C vorheizen.
8. Das Eiweiß in ein hohes Rührgefäß geben und zusammen mit Meersalz und Zucker steif schlagen. Den Eischnee auf den Pfannkuchen Röllchen verteilen und für 15 Minuten backen.

Gefüllte Gemüsepfannkuchen

12 Portionen

Nährwerte pro Portion: 411 kcal, 17 g KH, 73 g EW, 5 g FE
Punkte pro Portion: 3

Zutaten:

* 200 g Eiklar
* 120 g Mehl
* 100 ml Mineralwasser mit Kohlensäure
* 100 ml Mandelmilch
* 1 TL Backpulver
* 200 g Feta

* 2 Möhren
* 5 Lauchzwiebeln
* 1 Paprikaschote, rot
* Salz und Pfeffer
* 400 g Skyr
* 1 TL Curry

Zubereitung:

1. Zuerst den Backofen auf 200 °C vorheizen und ein Backblech mit Backpapier auslegen.
2. Anschließend Mehl, Eiklar, Backpulver, Milch und Wasser zu einem homogenen Teig verarbeiten. Den Teig auf dem Backblech verteilen.
3. Die Paprika waschen, entkernen und in Streifen schneiden. Die Möhre schälen und ebenfalls in Streifen schneiden. Lauchzwiebeln waschen und in Ringe schneiden.
4. Die Gemüsestreifen auf dem Teig verteilen und den Feta zerbröselt darüber streuen.
5. Den Pfannkuchen für 20 Minuten backen.
6. Währenddessen den Skyr mit Curry, Salz und Pfeffer vermischen. Der Dip wird zu den Pfannkuchen Röllchen gereicht.
7. Zum Schluss den Pfannkuchen aus dem Ofen nehmen und der Länge nach aufrollen. Mit einem Pizzaschneider in Scheiben schneiden und mit dem Dip genießen.

Süßspeisen

Skyr-Auflauf

4 Portionen

Nährwerte pro Portion: 281 kcal, 24 g KH, 28 g EW, 7 g FE
Punkte pro Portion: 4

Zutaten:

+ 350 g Skyr
+ 500 g Magerquark
+ 150 g Himbeeren, tiefgekühlt
+ 30 g Weichweizengrieß
+ 5 Eier
+ 20 g Speisestärke
+ 1 Päckchen Vanillezucker

Zubereitung:

1. Zunächst den Backofen auf 175 °C vorheizen und eine Auflaufform einfetten oder mit Backpapier auslegen.
2. Eier in eine Schüssel schlagen und mit Vanillezucker verquirlen.
3. Speisestärke und Weichweizengrieß hinzugeben und alles gut vermischen.
4. Anschließend noch Skyr und Magerquark unterrühren.
5. Den Teig in die vorbereitete Auflaufform füllen und mit den Himbeeren belegen.
6. Nun den Auflauf in den Ofen stellen und für 45–60 Minuten backen. 15 Minuten vor Ende der Backzeit einen Kochlöffel zwischen die Tür stecken, damit diese einen Spalt breit geöffnet ist und so die Feuchtigkeit entweichen kann.

Gefüllte Crêpes

10 Portionen

Nährwerte pro Portion: 132 kcal, 21 g KH, 7 g EW, 2 g FE
Punkte pro Portion: 3

Zutaten:

* 200 g Mehl
* 200 ml Milch, 1,5%
* 300 g Skyr
* 2 Eier
* 1 Päckchen Vanillezucker
* Beeren nach Wahl

Zubereitung:

1. Als Erstes die Eier in eine Schüssel schlagen und diese verquirlen.
2. Nun die restlichen Zutaten, bis auf die Früchte und 100 g Skyr zu den Eiern geben und alles zu einem homogenen Teig verarbeiten.
3. Eine Pfanne bei mittlerer Wärmezufuhr erhitzen und den Crêpes-Teig darin kellenweise ausbacken.
4. Währenddessen die Beeren waschen, ein paar als Füllung zur Seite legen und den Rest in einem Mixer pürieren.
5. Die fertigen Crêpes werden nun mit Skyr und den ganzen Beeren gefüllt und mit dem Fruchtspiegel ansprechend angerichtet.

Birnenauflauf

4 Portionen

Nährwerte pro Portion: 194 kcal, 30 g KH, 9 g EW, 4 g FE
Punkte pro Portion: 1

Zutaten:

- 200 g Skyr
- 30 g Haferflocken
- 1 Birne
- 7 Amarettini
- 1 Ei
- 1 Banane
- ½ TL Ahornsirup

Zubereitung:

1. Als Erstes die Birne schälen, vierteln, die Kerne entfernen und die Viertel in Spalten schneiden. Diese in eine Auflaufform verteilen.
2. Nun die Amarettini in einen Gefrierbeutel geben und zerbröseln. Die Brösel zusammen mit den Haferflocken vermengen und die Hälfte dieser Mischung über die Birnenspalten geben.
3. Die Banane schälen und mit einer Gabel zerquetschen. Den Skyr hinzugeben und vermischen. Ei und Ahornsirup ebenfalls unterrühren.
4. Die Skyr-Masse über die Birnen geben und mit den restlichen Bröseln bestreuen.
5. Den Auflauf für 30 Minuten bei 180 °C backen.

Skyr-Trifle

4 Portionen

Nährwerte pro Portion: 304 kcal, 36 g KH, 17 g EW, 10 g FE
Punkte pro Portion: 9

Zutaten:

* 100 g Dinkelvollkornmehl
* 50 g kalte Halbfettbutter, ungesalzen
* 40 g Kokosblütenzucker
* 1 Vanilleschote
* 1 Prise Salz
* 1 TL Wasser
* 450 g Skyr, Himbeere-Cranberry
* 100 ml Cremefine zum Schlagen
* 250 g Erdbeeren
* 1 Prise Kardamom

Zubereitung:

1. Den Backofen auf 180 °C vorheizen und ein Backblech mit Backpapier auslegen.
2. Die Vanilleschote halbieren und das Mark mit einem Messer herauskratzen.
3. Die Butter würfeln und zusammen mit Vanillemark, Mehl, Zucker, Salz und Wasser verkneten.
4. Den Teig in Streuseln auf dem Backblech verteilen und für 13 Minuten backen. Anschließend auskühlen lassen.
5. In der Zwischenzeit den Skyr zusammen mit Kardamom cremig rühren.
6. Die Sahne in ein hohes Rührgefäß geben und steif schlagen.
7. Die Erdbeeren waschen und kleinschneiden.
8. Nun Skyr, Erdbeeren und Streusel nacheinander in ein Glas füllen. Den Abschluss bilden die Streusel.

Haselnuss-Puffer

12 Portionen

Nährwerte pro Portion: 133 kcal, 10 g KH, 7 g EW, 7 g FE
Punkte pro Portion: 2

Zutaten:

- 375 g Skyr
- 9 EL Mehl
- 5 EL Milch, 1,5 %
- 2 EL Zucker
- 2 Eier
- 10 Haselnüsse, gemahlen
- Vanille
- etwas Öl für die Pfanne

Zubereitung:

1. Als Erstes wird der Skyr in eine Schüssel gegeben und mit Vanille und den Eiern vermischt.
2. Zucker, Mehl und Milch hinzugeben und alles zu einem homogenen Teig verarbeiten.
3. Etwas Öl in einer Pfanne bei mittlerer Wärmezufuhr erhitzen und die Puffer esslöffelweise hineingeben. In die Mitte der Puffer etwas von den Haselnüssen geben.
4. Die Puffer goldgelb von beiden Seiten ausbacken.

Muffins und Pops

Bananen Muffins

12 Portionen

Nährwerte pro Portion: 45 kcal, 6 g KH, 3 g EW, 1 g FE
Punkte pro Portion: 0

Zutaten:

- 500 g Skyr
- 100 g Erythrit
- 2 Eier
- 2 EL Grieß
- 1 Banane
- 1 Päckchen Vanillepuddingpulver

Zubereitung:

1. Die Banane schälen und in Scheiben schneiden.
2. Alle Zutaten in eine Schüssel geben und vermengen.
3. Den Teig in Muffinförmchen füllen und für 20 Minuten bei 200 °C backen.

Schokoladen Muffins mit Vanillehaube

6 Portionen

Nährwerte pro Portion: 160 kcal, 17 g KH, 12 g EW, 5 g FE
Punkte pro Portion: 4

Zutaten:

- 100 g Skyr
- 250 g Dose Kidneybohnen
- 70 g Backkakao
- 50 ml Milch, 1,5 %
- 30 g Zucker
- 2 Eier
- 1 TL Backpulver
- 200 g Skyr
- 1 Päckchen Vanillezucker
- ½ Päckchen Vanillepuddingpulver
- Süßstoff

Zubereitung:

1. Den Backofen auf 170 °C vorheizen und eine Muffinform einfetten.
2. Die Bohnen in ein Sieb geben und gründlich waschen.
3. Anschließend die Bohnen zusammen mit der Milch in einen Mixer geben und pürieren.
4. Zu dem Püree 100 g Skyr, Kakaopulver, Zucker, Eier, Backpulver und Süßstoff geben und alles gut vermengen.
5. Den Teig in die Muffinförmchen geben und im Backofen ca. 17 Minuten backen.
6. Währenddessen 200 g Skyr, Vanillezucker, Vanillepuddingpulver und Süßstoff miteinander verrühren.
7. Nach Ende der Backzeit, die Muffins etwas auskühlen lassen und die Creme als Topping darauf verteilen.

Kürbis Muffins

12 Portionen

Nährwerte pro Portion: 196 kcal, 23 g KH, 4 g EW, 10 g FE
Punkte pro Portion: 7

Zutaten:

- 1 Kürbis
- 100 g Kokosblütenzucker
- 120 g Butter
- 130 g Mehl
- 1 TL Backpulver
- 2 Eier

- ½ TL Zimt
- ½ TL Muskat
- 1 Prise Salz
- Skyr
- gepufftes Getreide
- Ahornsirup

Zubereitung:

1. Den Kürbis putzen, halbieren und die Kerne entfernen.
2. Die Hälfte des Kürbisses auf ein Backblech legen und für 40 Minuten bei 200 °C backen.
3. Anschließend aus dem Backofen nehmen und den Kürbis etwas auskühlen lassen.
4. Nun das Fruchtfleisch mit einem Esslöffel herauslösen und 250 g zur Seite stellen.
5. Die Butter schmelzen und etwas abkühlen lassen. Mit Zucker in eine Schüssel geben und schaumig schlagen. Die beiden Eier nacheinander hinzugeben und mit den 250 g Kürbis einrühren.
6. Danach Mehl, Muskat, Backpulver, Zimt und Salz zum Teig geben und alles gut verkneten.
7. Eine Muffinform mit Papierförmchen auslegen oder einfetten und den Teig darin verteilen.
8. Die Muffins bei 175° C für 20-25 Minuten backen.
9. Die Muffins abkühlen lassen und jeweils mit einem Klecks Skyr verfeinern. Etwas gepufftes Getreide darüber streuen und mit etwas Ahornsirup beträufeln.

Vanille-Mandel Muffins

12 Portionen

Nährwerte pro Portion: 69 kcal, 3 g KH, 6 g EW, 3 g FE
Punkte pro Portion: 1

Zutaten:

- 250 g Skyr, Vanille
- 50 g Eiweißpulver
- 50 g Mandeln, gemahlen
- 2 ½ TL Stevia
- 2 Eier
- 1 Päckchen Backpulver
- Vanillearoma

Zubereitung:

1. Skyr und Eier zusammen in eine Schüssel geben und cremig rühren. Mandeln, Eiweißpulver, Backpulver, Vanillearoma und Stevia hinzugeben und gut mit der Skyr-Masse vermischen.
2. Eine Muffinform mit Papierförmchen auskleiden oder einfetten und den Teig darin verteilen.
3. Für 45 Minuten bei 150 °C backen.

Zitronen Muffins

18 Portionen

Nährwerte pro Portion: 93 kcal, 8 g KH, 3 g EW, 5 g FE
Punkt pro Portion: 2

Zutaten:

- 180 g Mehl
- 200 g Skyr
- 100 g Erythrit
- 3 Eier
- 1 Zitrone
- 75 ml Rapsöl
- gemahlene Vanille
- ½ TL Backpulver
- 1 Prise Salz

Zubereitung:

1. Den Backofen auf 200 °C vorheizen und Muffinförmchen entweder einfetten oder mit Papierförmchen auslegen.
2. Die Eier in eine Schüssel schlagen und mit Vanille und Salz fünf Minuten lang verquirlen. Dabei das Erythrit nach und nach hinzugeben.
3. Anschließend das Öl in die Schüssel geben und einrühren.
4. Die Zitrone waschen und die Schale dünn abreiben. Anschließend die Zitrone halbieren und den Saft auspressen.
5. Nun Skyr, Zitronensaft und Zitronenabrieb ebenfalls in die Schüssel geben und gut untermengen.
6. Zum Schluss noch Backpulver und Mehl vermengen und in die Schüssel sieben. Vorsichtig unter die Masse heben und den fertigen Teig in Muffinförmchen füllen.
7. Die Muffins für 18–20 Minuten backen.

Frühstücks-Muffins

10 Portionen

Nährwerte pro Portion: 286 kcal, 28 g KH, 9 g EW, 15 g FE
Punkte pro Portion: 9

Zutaten:

- 75 g Dinkelmehl
- 75 g Dinkelvollkornmehl
- 100 g Haferflocken
- 100 g Mandeln, gemahlen
- 50 g Kokosöl, geschmolzen
- 50 g Kokosblütenzucker
- 125 g Heidelbeeren
- 50 ml Mandelmilch

- 200 g Skyr
- 2 Eier
- ½ Zitrone, Saft
- 1 Zitrone, Abrieb
- 1 Päckchen Backpulver
- ¼ TL Vanillepulver
- 40 g Haferflocken
- 15 g Kokosöl, geschmolzen
- 15 g Kokosblütenzucker

Zubereitung:

1. 40 g Haferflocken zusammen mit 15 g Kokosöl, 15 g Kokosblütenzucker und 1 Prise Vanillepulver vermengen und beiseitestellen.
2. Den Backofen auf 175° C vorheizen und ein Muffinblech mit Papierförmchen auskleiden.
3. Nun Mandeln, Mehl, Haferflocken, Backpulver, Salz und Zitronenschalen miteinander vermischen.
4. Die Eier in eine Schüssel schlagen und zusammen mit dem Kokosblütenzucker schaumig schlagen. Das Kokosöl vorsichtig unter ständigem Rühren einlaufen lassen.
5. Skyr, Zitronensaft und Mandelmilch hinzugeben und alles gut vermengen.
6. Die Mehlmischung zum flüssigen Teig geben und alles gut verkneten.
7. Zum Schluss die Heidelbeeren hineingeben und unterrühren.
8. Den Teig in die Papierförmchen geben und mit dem vorbereiteten Topping (aus Schritt 1) garnieren.
9. Die Muffins für 25 Minuten backen.

Blaubeer-Küchlein

12 Portionen

Nährwerte pro Portion: 326 kcal, 30 g KH, 7 g EW, 19 g FE
Punkte pro Portion: 9

Zutaten:

* 350 g Skyr
* 250 g Margarine
* 180 g Vollkornmehl
* 150 g brauner Zucker
* 100 g Haferflocken
* 50 g Blaubeeren, getrocknet
* 2 Eier
* 1 TL Backpulver
* Puderzucker

Zubereitung:

1. Den Backofen auf 180 °C vorheizen.
2. Margarine und Zucker zusammen schaumig schlagen und die Eier untermischen.
3. Haferflocken, Mehl und Backpulver untermischen und zusammen mit dem Skyr verkneten. Zum Schluss noch die Blaubeeren untermengen.
4. Eine Muffin-Backform mit Papierförmchen auslegen und den Teig darin verteilen. Im vorgeheizten Backofen bei 180 °C für 30 Minuten backen.
5. Die Muffins etwas abkühlen lassen und mit Puderzucker bestreuen.

Skyr-Pops

48 Portionen

Nährwerte pro Portion: 37 kcal, 6 g KH, 1 g EW, 1 g FE
Punkt pro Portion: 1

Zutaten:

+ 250 g Skyr
+ 250 g Mehl
+ 75 g Zucker
+ 2 Eier
+ 2 TL Backpulver
+ 2 TL Orangenschalen, gerieben
+ 1 Prise Vanillesalz
+ etwas Öl
+ Puderzucker

Zubereitung:

1. Den Skyr mit den Eiern in eine Schüssel geben und cremig rühren. Zucker, Orangenschalen und Salz unterrühren.
2. Backpulver und Mehl hinzugeben und zu einem Teig verarbeiten.
3. Den Cake-Pop Maker vorheizen und mit Öl einpinseln. Den Teig teelöffelweise hineingeben und die Cake-Pops ausbacken.
4. Die Pops etwas auskühlen lassen und mit Puderzucker bestreuen.

Kuchen und Torten

Heidelbeer-Torte

12 Portionen

Nährwerte pro Portion: 142 kcal, 16 g KH, 6 g EW, 6 g FE
Punkte pro Portion: 4

Zutaten:

- 500 g Skyr
- 400 g Heidelbeeren
- 90 g Vollkornmehl
- 45 g Maisstärke
- 1 Tüte Sahnesteif

- 250 ml Sahne
- 1 Päckchen Vanillezucker
- 16 g Stevia
- ½ Päckchen Backpulver

Zubereitung:

1. Die Eier trennen und das Eiweiß steif schlagen. Währenddessen Stevia zum Eiweiß geben.
2. Das Eigelb in eine Schale geben und mit 3 EL heißem Wasser verquirlen. Mit Vanillezucker vermischen und alles mit einem Handrührgerät für 5–6 Minuten cremig rühren.
3. Nun den Eischnee vorsichtig unterheben. Außerdem Backpulver, Mehl und Maisstärke vermischen und ebenfalls unter den Teig rühren.
4. Den Teig in eine Springform füllen und für 12–14 Minuten bei 175° C backen.
5. Währenddessen die Sahne zusammen mit dem Sahnesteif steif schlagen und die Sahne mit dem Skyr vermengen.
6. Die Heidelbeeren gründlich waschen.
7. Nach Ende der Backzeit den Biskuitboden auskühlen lassen und in der Mitte der Länge nach teilen.
8. Eine Hälfte zurück in die Springform geben und mit etwas Skyr-Creme einstreichen. Mit ein paar Heidelbeeren belegen.
9. Nun den zweiten Boden auflegen und wieder mit Skyr-Creme und Heidelbeeren einstreichen und belegen.
10. Zum Schluss die Heidelbeer-Torte für mindestens 2 Stunden in den Kühlschrank stellen.

Cheesecake

24 Portionen

Nährwerte pro Portion: 142 kcal, 9 g KH, 4 g EW, 9 g FE
Punkte pro Portion: 4

Zutaten:

- 200 g Vollkorn-Butterkekse
- 550 g Skyr, Vanille
- 350 g Frischkäse, light
- 250 g Erythrit
- 1 Ei
- 50 ml Sahne
- 90 g Butter
- 1 Päckchen Vanillezucker
- 1 Päckchen Vanillepuddingpulver
- ½ TL Salz

Zubereitung:

1. Die Butter in einen Topf geben und schmelzen.
2. Die Butterkekse zerbröseln und mit Salz, 30 g Erythrit und der geschmolzenen Butter vermischen.
3. Eine Springform mit Backpapier auslegen und den Keksteig darin verteilen und festdrücken.
4. Den Boden für 15 Minuten bei 180 °C backen und anschließend abkühlen lassen.
5. Währenddessen den Skyr zusammen mit dem Frischkäse vermengen und das restliche Erythrit und den Vanillezucker unterrühren.
6. Nun das Ei, die Sahne und das Vanillepuddingpulver ebenfalls untermischen und auf dem Keksboden verteilen.
7. Den Kuchen zunächst für 45 Minuten bei 180 °C backen. Anschließend die Temperatur auf 160 °C verringern und für weitere 30 Minuten fertig backen.
8. Zum Schluss den Kuchen für 1 Stunde bei leicht geöffneter Ofentür auskühlen lassen und im Kühlschrank für 8 Stunden ruhen lassen.

Rosinenkuchen

12 Portionen

Nährwerte pro Portion: 86 kcal, 11 g KH, 6 g EW, 2 g FE
Punkt pro Portion: 1

Zutaten:

- 450 g Skyr
- 100 g Erythrit
- 3 Eier
- 1 Prise Salz
- 17 Löffelbiskuits
- Rosinen

Zubereitung:

1. Die Eier trennen und das Eiweiß zusammen mit dem Salz steif schlagen.
2. Eigelb und Erythrit verquirlen und mit dem Skyr cremig rühren.
3. Den Eischnee zur Skyr-Masse geben und unterheben.
4. Nun Rosinen nach Belieben zum Teig geben und untermischen.
5. Den Boden einer 26er Springform mit den Löffelbiskuits auslegen und die Skyr-Masse darauf verteilen.
6. Den Kuchen für 30 Minuten bei 170 °C backen.

Apfel-Grieß-Kuchen

12 Portionen

Nährwerte pro Portion: 107 kcal, 16 g KH, 8 g EW, 1 g FE
Punkt pro Portion: 2

Zutaten:

+ 200 g Skyr
+ 500 g Magerquark
+ 200 g Magerjoghurt
+ 100 g Erythrit
+ 100 g Grieß
+ 2 Eier
+ 1 Päckchen Vanillepuddingpulver
+ 2 Äpfel
+ 1 Handvoll Rosinen

Zubereitung:

1. Die Eier trennen und das Eiweiß steif schlagen.
2. Eigelb zusammen mit Skyr, Quark und Joghurt vermischen und mit Erythrit, Rosinen, Puddingpulver und Grieß zu einem Teig verkneten.
3. Das Eiweiß unter den Teig heben und in eine mit Backpapier ausgelegte Springform füllen.
4. Die Äpfel schälen, entkernen und in Spalten schneiden. Diese in den Teig drücken und den Kuchen für 50–60 Minuten bei 170 °C backen.
5. Zum Schluss den Kuchen für 10 Minuten abkühlen lassen, bevor er aus der Springform gelöst wird.

Käsekuchen mit Heidelbeer-Haube

12 Portionen

Nährwerte pro Portion: 177 kcal, 14 g KH, 7 g EW, 10 g FE
Punkte pro Portion: 5

Zutaten:

- 470 g Skyr
- 150 ml Sahneersatz
- 150 g Erythrit
- 125 g Vollkornkekse
- 50 g Butter, zerlassen
- 2 EL Mehl
- 3 Eier
- 200 g Heidelbeeren, tiefgekühlt
- 2 EL Puderzucker
- 1 Handvoll Heidelbeeren

Zubereitung:

1. Zunächst den Backofen auf 180 °C vorheizen und eine Springform mit Backpapier auslegen. Die Heidelbeeren auftauen lassen.
2. Die Kekse in einen Gefrierbeutel geben und zerbröseln. Diese Brösel zusammen mit Butter vermengen und als Boden in die Springform geben. Fest andrücken.
3. Den Boden für 15 Minuten backen.
4. Währenddessen Mehl, Erythrit, Sahne und Skyr in einer Schüssel vermengen und die Eier unterrühren.
5. Den Boden aus dem Backofen nehmen und die Skyr-Creme darauf verteilen. Nochmals für 40 Minuten backen.
6. Anschließend die Wärmezufuhr auf 150 °C verringern und den Kuchen für weitere 30 Minuten backen.
7. Den Kuchen bei leicht geöffneter Ofentür auskühlen lassen. Danach für 1 Stunde im Kühlschrank kühlen.
8. Nun die aufgetauten Heidelbeeren zusammen mit dem Puderzucker pürieren und durch ein Sieb passieren. Diese Masse auf dem fertigen Kuchen verteilen und mit den frischen Heidelbeeren garnieren.

Blaubeerkuchen

12 Portionen

Nährwerte pro Portion: 230 kcal, 23 g KH, 5 g EW, 12 g FE
Punkte pro Portion: 7

Zutaten:

* 200 g Skyr
* 500 g Blaubeeren
* 150 g Weizenmehl
* 150 g Weizenschrot
* 150 g Butter
* 150 g Erythrit
* 2 Eier
* 1 TL Backpulver
* 1 TL Vanillezucker
* Fett für die Backform

Zubereitung:

1. Den Backofen auf 200 °C vorheizen und ein 28er Tarte Form einfetten.
2. 100 g Erythrit, Butter und 1 Ei in eine Schüssel geben und schaumig schlagen.
3. Mehl und Backpulver hinzugeben und zu einem homogenen Teig verarbeiten.
4. Den Teig in der Backform verteilen. Dabei gut andrücken.
5. Nun Skyr, 1 Ei, 50 g Erythrit, Vanillezucker und Blaubeeren vermengen und die Creme auf den Teig geben.
6. Den Kuchen für 30–40 Minuten backen und anschließend vor dem Servieren etwas abkühlen lassen.

Cheesecake mit Zitronenglasur

24 Portionen

Nährwerte pro Portion: 178 kcal, 9 g KH, 6 g EW, 13 g FE
Punkte pro Portion: 3

Zutaten:

- 900 g Skyr
- 300 g Frischkäse, Natur
- 275 g Erythrit
- 200 g Halbfettbutter
- 3 EL Speisestärke
- 2 EL Mehl
- 2 EL Pflanzenöl

- 2 Eier
- 2 Zitronen, Saft und Abrieb
- 2 Prisen Salz
- 1 Päckchen Vanillezucker
- 1 Paket Vollkornkekse
- 4 cl Limoncello
- ½ Päckchen Backpulver

Zubereitung:

1. Die Kekse in einen Gefrierbeutel geben und zerkleinern. 25 g Erythrit, Mehl und Salz hinzugeben und gut vermengen.
2. Nun 150 g Butter schmelzen und mit der Bröselmischung vermengen. Die Bröselmischung in eine Springform geben und gut andrücken. Bei 160 °C für 10 Minuten backen.
3. Währenddessen Skyr, Frischkäse, Vanillezucker, 200 g Erythrit, Salz, 1 Ei, die Hälfte des Zitronenabriebs und etwas Salz in eine Schüssel geben und zu einem cremigen Teig verarbeiten. Nach und nach das Öl hineingießen und untermengen.
4. Backpulver und Stärke sieben und zur Skyr-Masse geben. Alles gut verkneten.
5. Den Boden aus dem Ofen nehmen und abkühlen lassen. Die Creme anschließend darauf verteilen und den Kuchen bei 160 °C für 60–70 Minuten backen.
6. Nun wird das Topping hergestellt. Hierfür das restliche Erythrit zusammen mit dem Ei, dem restlichen Zitronenabrieb und dem Zitronensaft in eine Schüssel geben und über einem Wasserbad erwärmen, bis die Masse etwas eingedickt ist.
7. Die restliche Butter mit dem Limoncello verrühren und unter die Zitronenmasse rühren.
8. Das Topping etwas abkühlen lassen und auf dem Kuchen verteilen. Im Kühlschrank erkalten lassen, bevor er serviert wird.

Schokoladenkuchen

12 Portionen

Nährwerte pro Portion: 197 kcal, 25 g KH, 9 g EW, 7 g FE
Punkte pro Portion: 7

Zutaten:

- 250 g Skyr
- 250 ml Buttermilch
- 150 g Kidneybohnen
- 80 g Datteln, getrocknet
- 50 g Zucker, braun
- 40 g Proteinpulver
- 40 g Schokolade, dunkel
- 40 g Haferflocken, zart
- 40 ml Honig
- 30 g Leinsamen
- 30 g Mandeln, gemahlen
- 30 g Mandeln, gehackt
- 30 g Kakao
- 20 g Grieß
- 2 Eier
- 2 Päckchen Vanillezucker
- 1 Banane

Zubereitung:

1. Die Eier zusammen mit Buttermilch, Skyr, Vanillezucker, Honig und braunem Zucker in eine Schüssel geben und cremig rühren.
2. Die Schokolade fein raspeln und mit dem Kakao vermengen. Beides unter die Creme mischen und Leinsamen, Proteinpulver, Haferflocken, Mandeln und Grieß unterrühren.
3. Nun alles 10 Minuten quellen lassen.
4. In der Zwischenzeit die Bohnen in ein Sieb geben und gründlich waschen. Zusammen mit der Banane in eine Schüssel geben und mithilfe einer Gabel zerquetschen. Die Datteln kleinschneiden.
5. Bohnen-Mischung und Datteln unter die Creme rühren und das Ganze in eine Silikonform füllen.
6. Den Kuchen für ca. 30 Minuten bei 180 °C backen. Zum Abkühlen die Ofentür einen Spalt breit öffnen.

Vanille-Skyr-Kuchen mit Kokos

24 Portionen

Nährwerte pro Portion: 62 kcal, 6 g KH, 2 g EW, 3 g FE
Punkte pro Portion: 2

Zutaten:

- 280 g Skyr
- 400 ml Mandelmilch
- 100 g Kokosflocken
- 2 Eier
- 10 Tropfen Vanilleextrakt
- 2 Packungen Vanillepuddingpulver
- 100 g Xucker light

Zubereitung:

1. Zunächst den Backofen auf 180 °C vorheizen und eine Springform (20 cm) einfetten.
2. Anschließend Milch in einen Topf geben und 1 Packung Puddingpulver nach Packungsanweisung zubereiten.
3. Den Skyr in eine Schüssel geben und mit der zweiten Packung Vanillepuddingpulver, dem Vanilleextrakt, Xucker und den Kokosflocken vermengen.
4. Nun die Eier in den fertigen Pudding rühren und die Skyr-Masse unterheben.
5. Den Puddingteig in die vorbereitete Springform füllen und für 25 Minuten backen.

Vanille-Tarte

12 Portionen

Nährwerte pro Portion: 145 kcal, 16 g KH, 5 g EW, 7 g FE
Punkte pro Portion: 5

Zutaten:

- 200 g saure Sahne
- 230 g Mehl, Type 1050
- 450 g Skyr Vanille
- 100 g Butter
- 80 g Mandelblättchen
- 70 g Rohrohrzucker
- 1 Ei

- 2 EL Puderzucker
- 4 Blatt Gelatine
- 1 Prise Salz
- 3 Orangen
- schwarzer Pfeffer
- 1 Granatapfel

Zubereitung:

1. Zunächst eine Pfanne erwärmen und die Mandelblättchen darin anrösten. Anschließend vom Herd nehmen und auskühlen lassen.
2. Nun 40 g der Mandelblättchen zusammen mit Butter, Mehl, Ei, Zucker und Salz in eine Schüssel geben und zu einem Teig verkneten.
3. Eine Auflaufform einfetten und den Teig hineingeben. Diesen mehrfach mit einer Gabel einstechen und für 30 Minuten in den Kühlschrank stellen.
4. Nun den Backofen auf 175° C vorheizen und den Teig mit Backpapier belegen. Mit Backerbsen beschweren und den Teig für 10 Minuten backen. Die Backerbsen und das Backpapier entfernen und den Teig für weitere 12–15 Minuten backen und danach auskühlen lassen.
5. Währenddessen die Gelatine in Wasser einweichen.
6. Skyr mit saurer Sahne und Puderzucker cremig rühren.
7. Die Gelatine ausdrücken und in einem Topf bei mittlerer Wärmezufuhr schmelzen. Anschließend vom Herd nehmen und 3 EL der Skyr-Mischung hineinrühren.
8. Die Gelatine-Mischung nun in die restliche Skyr-Mischung rühren und auf dem erkalteten Tarte Boden geben. Schön verteilen und für 3–4 Stunden in den Kühlschrank stellen.
9. Nun die Orangen waschen und die Schale fein abreiben. Die restliche Schale entfernen und die Filets herauslösen. Den Granatapfel halbieren und die Kerne herauslösen. Beides vermischen und mit Pfeffer würzen.
10. Den Orangensalat kurz vor dem Servieren auf der Tarte verteilen und mit den restlichen Mandeln garnieren.

Rührkuchen

24 Portionen

Nährwerte pro Portion: 260 kcal, 19 g KH, 4 g EW, 4 g FE
Punkte pro Portion: 4

Zutaten:

- 350 g Skyr, Vanille
- 400 g Mehl
- 150 g brauner Zucker
- 100 g Margarine
- 2 Eier
- 2 TL geriebene Zitronenschalen
- 1 TL Backpulver

Zubereitung:

1. Zunächst den Zucker zusammen mit der Margarine in eine Schüssel geben und schaumig schlagen.
2. Eier, Skyr und Zitronenschalen unterrühren.
3. Mehl und Backpulver hinzugeben und alles gut verkneten.
4. Eine Gugelhupf Form einfetten und den Teig darin verteilen.
5. Den Kuchen im vorgeheizten Backofen für 40 Minuten backen. Anschließend 10 Minuten auskühlen lassen und aus der Form stürzen.

Zupfkuchen

12 Portionen

Nährwerte pro Portion: 177 kcal, 15 g KH, 11 g EW, 8 g FE
Punkte pro Portion: 4

Zutaten:

* 100 g Erdmandelöl
* 60 g Erythrit
* 45 g Kokosöl
* 2 Eier
* 40 g Backkakao
* 7 g Weinsteinbackpulver
* 1 Prise Salz
* 1 kg Skyr
* 2 Packungen Vanillepuddingpulver
* 1 Limette, Saft und Abrieb

Zubereitung:

1. Zunächst den Backofen auf 150 °C vorheizen und eine Springform (20 cm) mit Backpapier auslegen.
2. Das Kokosöl in einen Topf geben und schmelzen lassen.
3. Anschließend das Kokosöl zusammen mit Erythrit, Eiern, Erdmandelöl, Backkakao, Backpulver und Salz in eine Schüssel geben und vermengen. Mit 2/3 des Teiges den Boden und die Seiten der Springform auskleiden.
4. Skyr, Limettensaft und -abrieb sowie das Puddingpulver in einer Schüssel geben und zu einer Creme verrühren. Diese in die Springform füllen.
5. Den Kuchen für 45 Minuten backen. Anschließend für 10 Minuten auskühlen lassen.

Zitronentorte

24 Portionen

Nährwerte pro Portion: 140 kcal, 12 g KH, 3 g EW, 9 g FE
Punkte pro Portion: 6

Zutaten:

* 350 g Skyr, Vanille
* 250 g Schlagsahne
* 200 g Haferkekse
* 75 g Butter
* 125 g brauner Zucker
* 4 EL Lemon Curd
* 3 Eier
* 2 Tüten Gelatine-Fix
* 1 Zitrone

Zubereitung:

1. Zunächst den Backofen auf 180 °C vorheizen und eine Springform mit Backpapier auslegen.
2. Die Kekse in einen Gefrierbeutel geben und zerbröseln. Mit Butter vermengen und in der Springform verteilen. Dabei gut festdrücken.
3. Den Boden für 15 Minuten backen. Anschließend gut auskühlen lassen.
4. Nun die Sahne in ein hohes Rührgefäß geben und steif schlagen.
5. Die Zitrone gründlich waschen, die Schale abreiben, die Zitronen halbieren und auspressen.
6. Skyr zusammen mit Zitronenschalen, 1 EL Zitronensaft und Gelatine in eine Schüssel geben und vermengen. Die Sahne unterheben.
7. Anschließend die Eier in eine Schüssel schlagen und zusammen mit dem Zucker schaumig schlagen. Diese Mischung zur Skyr-Mischung geben und untermischen. Die Creme auf dem Boden verteilen und für 2 Stunden kaltstellen.
8. Zum Schluss den Kuchen mit Lemon Curd bestreichen und für eine weitere Stunde kühlen.

Zebra Kuchen

12 Portionen

Nährwerte pro Portion: 60 kcal, 6 g KH, 6 g EW, 1 g FE
Punkt pro Portion: 1

Zutaten:

- 250 g Skyr
- 80 g Grieß
- 20 g Eiweißpulver, Vanille
- 20 g Backkakao
- 40 ml Wasser
- 2 Eier
- 1 TL Backpulver
- 5 EL Erythrit

Zubereitung:

1. Zuerst die Eier trennen und das Eiweiß steif schlagen.
2. Die restlichen Zutaten mit Ausnahme des Backkakaos in einer Schüssel vermengen und das Eiweiß unterheben.
3. Den Teig in zwei gleich große Hälften teilen und einen Teil mit dem Backkakao vermischen.
4. Nun den Backofen auf 180 °C vorheizen und eine 18 cm Backform mit Backpapier auslegen.
5. Den hellen und den dunklen Teig nun esslöffelweise nacheinander in die Mitte der Form geben, sodass ein Zebramuster entsteht.
6. Den Kuchen für 25–30 Minuten backen.

Brownies

12 Portionen

Nährwerte pro Portion: 186 kcal, 26 g KH, 6 g EW, 6 g FE
Punkte pro Portion: 6

Zutaten:

- 175 g Mehl
- 50 g Proteinpulver
- 2 Eier
- 125 g Schokolade, geschmolzen
- 90 g Xylit
- 50 g Skyr
- 2 ½ TL Weinsteinbackpulver
- 1 EL Mandelmus

- 1 TL Zimt
- 1 EL Backkakao
- ¾ TL Natron
- 100 g Himbeeren
- 200 g Apfelmus
- 1 Prise Salz
- Puderzucker

Zubereitung:

1. Den Backofen auf 180 °C vorheizen und ein Backblech mit Backpapier auslegen.
2. Die Eier in eine Schüssel schlagen und mit dem Xylit schaumig schlagen.
3. Skyr, Schokolade, Mandelmus, Zimt, Kakao, Apfelmus und Salz zu den Eiern geben und vermischen.
4. Anschließend Mehl, Proteinpulver und Backpulver hinzugeben und zu einem Teig verkneten.
5. Den Teig auf dem Backblech verteilen und die Himbeeren hineindrücken.
6. Für 20–25 Minuten im Backofen fertig backen. Auskühlen lassen und mit dem Puderzucker bestreuen.

Zitronen-Skyr-Schnitten

24 Portionen

Nährwerte pro Portion: 129 kcal, 23 g KH, 2 g EW, 3 g FE
Punkte pro Portion: 3

Zutaten:

* 400 g Mehl
* 250 g Halbfettbutter
* 200 g Erythrit
* 150 ml Zitronensaft
* 4 EL Skyr
* 1 Zitrone, Saft und Abrieb
* 250 g Xucker, als Puderzucker
* 3–4 EL Zitronensaft

Zubereitung:

1. Den Backofen auf 175° C vorheizen und ein Backblech mit Backpapier auslegen.
2. Butter zusammen mit Erythrit in eine Schüssel geben und schaumig schlagen.
3. Mehl und Backpulver vermischen.
4. Die Eier zur Butter-Mischung geben und unterrühren. Nun abwechselnd Mehl-Mischung, Zitronensaft und Skyr zur Butter-Mischung geben und alles gut verrühren.
5. Den Teig in die Backform geben und für 20 Minuten backen.
6. Den fertigen Kuchen mit einem Holzstäbchen mehrfach einstechen und mit Saft der Zitrone beträufeln.
7. Den restlichen Zitronensaft mit dem Xucker-Puderzucker vermischen und den Zuckerguss auf dem Teig verteilen.

Apfelkuchen

24 Portionen

Nährwerte pro Portion: 81 kcal, 9 g KH, 3 g EW, 4 g FE
Punkte pro Portion: 2

Zutaten:

- 150 g Skyr
- 100 g Buchweizenmehl
- 100 ml Milch, 1,5 %
- 65 g Kokosmehl
- 85 g Mandeln, gemahlen
- 2 Eier
- 120 g Xucker light
- Vanillearoma
- 2 EL Kokosöl
- 1 EL Backpulver
- 3 Äpfel, geschält, entkernt, in Spalten
- 1 EL Zimt
- 1 EL Xucker light

Zubereitung:

1. Den Backofen auf 180 °C vorheizen und eine Kastenform einfetten oder mit Backpapier auslegen.
2. Die Eier trennen und das Eiweiß steif schlagen.
3. Beide Mehlsorten zusammen mit Mandeln, Backpulver und Xucker light in einer Schüssel vermengen.
4. In einer zweiten Schüssel Skyr, Milch, Kokosöl, Eigelb und Vanillearoma mischen.
5. Den Inhalt beider Schüsseln zusammen gut vermengen und den Eischnee vorsichtig unterheben.
6. Nun die Hälfte des Teiges in die Kastenform füllen und die Hälfte der Apfelspalten auf dem Teig verteilen. Mit der zweiten Hälfte des Kuchenteigs übergießen und mit den restlichen Apfelspalten belegen.
7. Den Kuchen zum Schluss mit einer Mischung aus Xucker light und Zimt bestreuen.
8. Fertig gebacken wird der Kuchen in ungefähr 40–50 Minuten. Die Stäbchenprobe hilft herauszufinden, wann der Kuchen durch ist.

Zitronen-Gugelhupf

24 Portionen

Nährwerte pro Portion: 89 kcal, 8 g KH, 2 g EW, 5 g FE
Punkte pro Portion: 2

Zutaten:

* 110 g Skyr
* 130 g Erythrit
* 110 g Sonnenblumenöl
* 3 Eier
* 70 g Zitronensaft
* 260 g Mehl
* 1 EL Zitronenabrieb
* ¾ Päckchen Backpulver
* 1 Prise Salz

Zubereitung:

1. Den Backofen auf 175° C vorheizen und eine Gugelhupf Form (20 cm) einfetten und mit Mehl bestäuben.
2. Die Eier in eine Schüssel schlagen und zusammen mit dem Erythrit schaumig schlagen.
3. Skyr, Öl, Zitronensaft, Zitronenschalen und Salz hinzugeben. Mehl und Backpulver ebenfalls einfüllen und alles gut miteinander vermischen.
4. Den Teig in die Kuchenform füllen und den Kuchen für 45–50 Minuten backen.

Käsekuchen im Glas

12 Portionen

Nährwerte pro Portion: 175 kcal, 33 g KH, 7 g EW, 1 g FE
Punkte pro Portion: 3

Zutaten:

* 400 g Skyr
* 200 g Frischkäse light
* 200 ml Orangensaft (ohne Zuckerzusatz)
* 60 g Zucker
* 2 Eier
* 1 TL Orangenschalen
* 12 Löffelbiskuits
* 12 Weck-Gläser (160ml)

Zubereitung:

1. Den Backofen auf 180 °C vorheizen. Wasser im Wasserkocher zum Kochen bringen.
2. Jeweils ein Löffelbiskuit in einem der Weck-Gläser zerbröseln.
3. Skyr mit Frischkäse, Eiern, Orangenschalen, Orangensaft und Zucker in eine Schüssel geben und vermischen. Dabei nicht zu schnell verrühren, damit der Frischkäse nicht wässert.
4. Die Skyr-Masse auf die Gläser verteilen und diese in eine Auflaufform stellen. Die Auflaufform mit dem kochenden Wasser auffüllen und für 30 Minuten in den Backofen stellen.
5. Nach Ende der Backzeit die Gläser mit Gummiring, Deckel und Klammern verschließen und vollständig auskühlen lassen.

Plätzchen und Kekse

Skyr-Butter-Plätzchen

20 Portionen

Nährwerte pro Portion: 83 kcal, 10 g KH, 2 g EW, 4 g FE
Punkte pro Portion: 3

Zutaten:

- 200 g Skyr
- 200 g Dinkelvollkornmehl
- 80 g Butter
- 50 g Rohrzucker
- 1 TL Weinsteinbackpulver

Zubereitung:

1. Zunächst alle Zutaten mit Ausnahme des Zuckers in eine Schüssel geben und verkneten.
2. Den Teig in Klarsichtfolie wickeln und für 30 Minuten in den Kühlschrank legen.
3. Anschließend den Teig ausrollen, nach Belieben ausstechen und auf ein mit Backpapier ausgelegtes Backblech legen.
4. Die Kekse mit Zucker bestreuen und für 12 Minuten bei 160 °C backen.

Blättrige Plätzchen

20 Portionen

Nährwerte pro Portion: 71 kcal, 8 g KH, 2 g EW, 3 g FE
Punkte pro Portion: 2

Zutaten:

* 200 g Skyr
* 200 g Mehl
* 80 g Halbfettbutter
* 50 g Erythrit
* 1 TL Backpulver

Zubereitung:

1. Den Skyr zusammen mit der Butter in eine Schüssel geben und gut vermengen.
2. Mehl und Backpulver vermischen und in die Schüssel sieben. Die Masse gut verkneten, zu einer Kugel formen, in Frischhaltefolie packen und für 30 Minuten im Kühlschrank ziehen lassen.
3. Währenddessen ein Backblech mit Backpapier auslegen und den Backofen auf 180 °C vorheizen.
4. Anschließend den Teig auf einer bemehlten Arbeitsfläche 2–3 mm dünn ausrollen und Kreise von 10 cm Durchmesser ausstechen.
5. Das Erythrit in einen tiefen Teller geben.
6. Die Kreise mit einer Seite in den Zucker legen, herausnehmen und zusammenklappen, sodass die Seite mit dem Zucker innen liegt. Diesen Vorgang mit dem Halbkreis wiederholen und zu einem Viertelkreis zusammenfalten. Den Teigling auf das Backblech legen und mit dem restlichen Teig ebenso verfahren.
7. Die Plätzchen werden für 30–40 Minuten im Ofen fertig gebacken.

Chia-Kekse

25 Portionen

Nährwerte pro Portion: 24 kcal, 2 g KH, 2 g EW, 1 g FE
Punkte pro Portion: 0

Zutaten:

- 250 g Skyr
- 50 g Kokosmehl
- 20 g Chiasamen
- 20 g Dinkelkleie
- 2 TL Flohsamenschalen
- 1 Ei
- 1 TL Backpulver
- einige Himbeeren oder Obst nach Wahl
- 20 g Erythrit

Zubereitung:

1. Skyr, Himbeeren und Erythrit in eine Schüssel geben und vermengen.
2. Die restlichen Zutaten hinzugeben und verkneten.
3. Aus dem Teig mit den Händen 25 Bällchen formen und diese auf ein mit Backpapier ausgelegtes Backblech legen.
4. Die Kekse für 20 Minuten bei 180 °C backen.

Kirschschnecken

15 Portionen

Nährwerte pro Portion: 145 kcal, 22 g KH, 5 g EW, 4 g FE
Punkte pro Portion: 5

Zutaten:

- 300 g Mehl
- 130 g Skyr
- 40 g Zucker
- 50 g Butter
- 1 ½ EL Wasser, lauwarm
- 1 Ei
- 1 TL Vanille
- Zitronenschale einer halben Zitrone

- 1/3 Würfel Hefe
- 1 Prise Salz
- 130 g Frischkäse
- 40 g Skyr
- 40 g Puderzucker
- 1 Ei
- 13 g Speisestärke
- 100 g Sauerkirschen

Zubereitung:

1. Wasser in eine Schüssel geben und die Hefe zusammen mit dem Zucker darin auflösen.
2. 130 g Skyr, Mehl, 1 Ei, Salz, Butter, Zitronenschale und Vanille hinzugeben und mit dem Handrührgerät zu einem homogenen Teig verkneten.
3. Anschließend den Teig nochmals mit den Händen durchkneten, in eine Schüssel legen und zugedeckt für 1 Stunde an einem warmen Ort gehen lassen.
4. Währenddessen den Frischkäse zusammen mit dem restlichen Skyr und dem Ei vermengen.
5. Speisestärke und Puderzucker vermischen und in die Schüssel sieben. Vorsichtig unterheben.
6. Die Kirschen halbieren und entkernen.
7. Nun den Hefeteig aus der Schüssel nehmen und auf einer bemehlten Arbeitsfläche zu einem Rechteck ausrollen.
8. Die Frischkäse-Masse auf das Rechteck streichen und mit den Kirschen belegen.
9. Den Teig von der langen Seite her aufrollen und in 15 Scheiben schneiden. Diese auf ein mit Backpapier ausgelegtes Backblech legen.
10. Die Schnecken nochmals für 15 Minuten ruhen lassen und anschließend für 25 Minuten bei 180 °C backen.

Skyr-Plätzchen

20 Portionen

Nährwerte pro Portion: 104 kcal, 14 g KH, 3 g EW, 4 g FE
Punkte pro Portion: 4

Zutaten:

- 375 g Mehl
- 250 g weiche Halbfettbutter
- 150 g Erythrit
- 150 g Skyr, etwas mehr zum Bestreichen
- 1 Ei, Eiweiß für den Teig, Eigelb zum Einstreichen

Zubereitung:

1. Zunächst den Backofen auf 180 °C vorheizen und ein Backblech mit Backpapier auslegen.
2. Alle Zutaten zusammen in eine Schüssel geben und verkneten.
3. Den Teig auf einer bemehlten Arbeitsfläche ausrollen und ausstechen.
4. Skyr und das Eigelb vermischen und die Plätzchen damit einstreichen.
5. Die Plätzchen für 14 Minuten backen.

Skyr-Kekse

12 Portionen

Nährwerte pro Portion: 200 kcal, 22 g KH, 3 g EW, 11 g FE
Punkte pro Portion: 8

Zutaten:

- 380 g Mehl
- 250 g weiche Butter
- 1 Ei
- 140 g brauner Zucker
- 150 g Skyr
- 1 Prise Vanille, gemahlen
- 1 EL brauner Zucker

Zubereitung:

1. Zunächst den Backofen auf 180 °C vorheizen und ein Backblech mit Backpapier auslegen.
2. Das Ei trennen und das Eigelb beiseitestellen.
3. Eiweiß zusammen mit Zucker, Skyr, Mehl, Butter und Vanille in eine Schüssel geben und verkneten.
4. Diesen Teig portionsweise rechteckig ausrollen und mit einem Pizzamesser zu Quadraten schneiden.
5. Die Teiglinge auf das Backblech legen und mit dem Eigelb einstreichen. Mit etwas braunem Zucker bestreuen und für 15 Minuten backen.

Zimtschnecken

15 Portionen

Nährwerte pro Portion: 315 kcal, 35 g KH, 5 g EW, 17 g FE
Punkte pro Portion: 9

Zutaten:

+ 500 g Mehl
+ 150 g Skyr
+ 300 g Margarine
+ 4 EL Zucker
+ ½ TL Kardamom
+ ½ TL Salz
+ 50 g brauner Zucker
+ 1 EL Zimt
+ Hagelzucker

Zubereitung:

1. Skyr, Margarine, Mehl, Zucker, Kardamom und Salz in eine Schüssel geben und verkneten.
2. Den Teig für 1 ½ Stunden in den Kühlschrank stellen.
3. Den Backofen auf 200 °C vorheizen und ein Backblech mit Backpapier auslegen.
4. Nun Zimt, braunen Zucker und Kardamom vermengen.
5. Den Teig auf einer mit Backpapier ausgelegten Arbeitsfläche rechteckig ausrollen, mit der Zucker-Mischung bestreuen und der Länge nach aufrollen.
6. Die Rolle mit einem Pizzaschneider in Scheiben schneiden und auf das Backblech legen. Die Schnecken mit Hagelzucker bestreuen und im Backofen für 15 Minuten backen.

9 781087 850160